NULL BOOK !!!!

NULL BOOK !!!!

NULL BOOK !!!!

NULL BOOK !!!!

NULL BOOK !!!!

NULL BOOK !!!!

NULL BOOK !!!!

NULL BOOK !!!!

NULL BOOK !!!!

NULL BOOK !!!!

NULL BOOK !!!!

NULL BOOK !!!!

NULL BOOK !!!!

NULL BOOK !!!!

NULL BOOK !!!!

NULL BOOK !!!!

NULL BOOK !!!!

NULL BOOK !!!!

NULL BOOK !!!!

NULL BOOK !!!!

NULL BOOK !!!!

NULL BOOK !!!!

NULL BOOK !!!!

NULL BOOK !!!!

N

N

N

N

N

N

N

N

N

N

N

N

N

N

N

N

N

N

N

N

N

www.ingramcontent.com/pod-product-compliance
Lightning Source LLC
Chambersburg PA
CBHW031508210526
45463CB00003B/1130